Notice

SUR UN MOYEN DE SE PRÉSERVER

DU

CHOLERA-MORBUS.

IMPRIMERIE DE DEZAUCHE,
FAUB. MONTMARTRE, N. 11.

NOTICE

SUR UN MOYEN DE SE PRÉSERVER

DU

CHOLERA-MORBUS;

Par Samuel Law,

DOCTEUR EN MÉDECINE DE LA FACULTÉ DE PARIS.

> Hâtez-vous de donner la maladie au degré
> où elle ne tue pas, pour éviter le degré où
> elle tue.

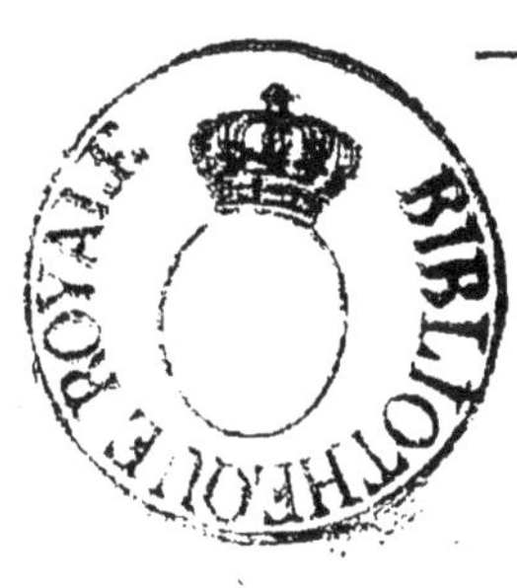

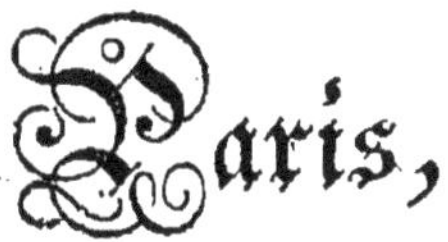

Paris,

Chez **GABON**, Libraire, place de l'École-de-Médecine;
Et chez l'Auteur, faubourg Montmartre, n. 15.

1831.

NOTICE

SUR UN MOYEN DE SE PRÉSERVER

DU

CHOLERA-MORBUS.

§ I. — Mon intention n'est pas de donner ici une description du cholera-morbus, de faire l'histoire de sa marche, de ses progrès, des terribles ravages qu'il a exercés depuis le Gange jusques à Astracan ; ces détails ont été assez répétés et sont connus de tout le monde. Tout le monde a aussi devant les yeux, parce que tout le monde y est intéressé, les phénomènes constans de cette maladie : vomissemens et déjections alvines répétés, crampes des extrémités inférieures, froid glacial des mains et des pieds, traits du visage profondément altérés, pouls faible, peu fréquent ; le tout accompagné d'un sentiment de malaise général inexprimable, de douleurs atroces dans la partie où les crampes se font sentir.

§ II. — Je ne veux pas non plus m'étendre sur les causes présumées de cette maladie, cela me mènerait à faire des volumes, où, comme mes collègues de tous les pays et de tous les temps, je serais probablement forcé de ne rien conclure rigoureusement, sous peine de recevoir, des faits et de l'observation qui les constatent, le démenti le plus formel. Je veux cependant qu'on ne perde pas de vue qu'il s'agit ici du cholera de l'Inde, de celui qui s'avance vers nous pour nous dévorer; quant à celui qui règne ordinairement en France ou ailleurs, dans l'été, et n'attaque jamais que des individus isolés, celui-là paraît bien dû à l'influence des chaleurs de la canicule, jointe à l'usage des fruits et principalement du melon.

§ III. — Puisque nous ne devons point nous occuper des symptômes du cholera, ni de ses causes, reste à parler de son traitement, c'est en effet le but de cette brochure, et, afin que les personnes étrangères à la médecine qui voudront la lire puissent nous comprendre autant que possible, nous allons entrer dans quelques détails dont nous nous abstiendrions si nous avions à entretenir des médecins seulement.

§ IV. — Le traitement de toute maladie peut se diviser en deux parties distinctes, le traitement préservatif et le traitement curatif. Aussitôt qu'une maladie a commencé, le traitement préservatif cesse et le traitement curatif commence. En vaccinant un enfant, je lui fais le traitement préservatif de la petite vérole; en saignant un homme disposé à l'apoplexie, je lui fais le traitement préservatif de l'apoplexie. En mettant à la diète un enfant atteint de la petite-vérole, en le tenant dans une température douce et constante, en lui donnant une boisson apéritive, en perçant les boutons à une certaine époque de leur développement, en les cautérisant avec la pierre infernale, etc., etc., je fais le traitement curatif de la petite-vérole dont, en définitive, je ne pourrai jamais réduire les périodes à une durée moindre qu'une douzaine de jours, ni l'empêcher de tuer environ le quart des enfans qui en sont atteints, ou de les défigurer. En saignant un homme qu'une attaque d'apoplexie a privé du mouvement et du sentiment, en lui administrant des purgatifs, des vésicatoires, l'électricité, etc., je fais le traitement curatif de l'apoplexie, ce qui n'empêche pas cette maladie d'être souvent mortelle ou incurable.

§ V. — Ce que nous venons de dire de deux maladies, la petite-vérole et l'apoplexie, nous pourrions l'étendre à toutes ; et l'on voit au premier-coup-d'œil quelle immense avantage a le traitement préservatif sur le traitement curatif dans toutes les maladies ; et que le résultat le plus précieux pour l'humanité auquel un médecin puisse parvenir, est d'en créer un nouveau, surtout au moment ou une grande épidémie qui ne laisse après elle que des tombeaux et des larmes, est sur le point de nous envahir.

§ VI. — Le nombre des maladies dont le traitement préservatif est bien constaté est assez restreint ; on peut citer la variole, dont préserve la vaccine ; la scarlatine, dont préserve la belladone, les fièvres et beaucoup d'affections intermittentes, dont préserve le quina. Ajoutons qu'un grand nombre de nos maladies étant le résultat de nos habitudes, nous pourrions nous en préserver, en suivant une marche plus conforme à notre nature, à nos besoins, à notre constitution individuelle, car nos maladies ne sont, le plus ordinairement, que des efforts conservateurs de l'organisme ; c'est un orage passager auquel succède le calme et l'harmonie des fonctions précédemment altérées par une cause quelconque. Tels sont l'esprit et la doctrine de cet écrit. Nous pensons, avec les anciens et beaucoup de modernes, que nos maladies sont des efforts conservateurs, des réactions salutaires de notre organisation, qui lutte sans cesse contre tous les agens de destruction dont elle est assaillie.

§ VII. — Jusqu'ici je n'ai rencontré que trois principes

clairs et positifs dans l'art de traiter les maladies, c'est-à-dire, en thérapeutique médicale, ces trois principes que je vais passer en revue me conduiront à examiner successivement quelques-uns des principaux moyens proposés pour se préserver du cholera, et à exposer d'une manière courte et claire le moyen que je crois le plus utile pour parvenir à ce but.

§ VIII. — Premier principe de l'art de traiter les maladies : se soustraire aux causes qui les produisent.

Tout le monde comprendra immédiatement ce principe, il est d'une application générale, et ne souffre presque point d'exceptions, toutes les fois que la cause peut être connue et appréciée ; malheureusement il y a beaucoup de maladies dont il est impossible d'apprécier la cause ; par exemple, où est la cause de la variole, celle du cancer, la cause de la gravelle, du cholera-morbus de l'Inde, etc. etc. ? Jusqu'au moment où ces maladies se manifestent, il est impossible de dire tel individu va avoir la variole, un cancer, la gravelle, le cholera-morbus. La contagion même ne peut être admise que comme moyen de transmission, il faut être avant d'être transmissible, avant d'être contagieux. Cependant, comme la contagion existe bien manifestement pour plusieurs maladies, qu'elle existe probablement pour le cholera-morbus, toutes les personnes qui pourront vivre dans une habitation isolée, éviter les approches des personnes malades, diminueront par là les chances qu'elles pourraient avoir à devenir malades elles-mêmes, sans pourtant avoir une sécurité complète, car, encore une fois, le cholera existe, abstraction faite de la contagion ; la contagion, en supposant qu'il soit contagieux, n'est qu'une de ses propriétés. La malpropreté, les excès de régime, les variations subites de température, l'humidité de l'air, l'usage des fruits au temps des chaleurs de l'été, etc., peuvent être les premières causes du cholera-morbus ; malheureusement les peuples de l'Inde et de l'Europe n'ont point changé de régime, ni d'habitudes depuis dix ans que le cholera ravage ces contrées. Avant comme après son passage, il y a eu, il y aura des gens très-sales et en très-grand nombre ; on fera des écarts de régime, on s'exposera au froid et à l'humidité, etc., sans avoir vu et sans voir se reproduire cette terrible épidémie. Tout ce qu'on peut dire c'est que la cause réelle est probablement dans une combinaison inconnue de ces diverses causes, combinaison qui échappe aux recherches du médecin, ou qui ne se manifeste qu'avec une si faible clarté, qu'il lui est impossible de sortir du doute. Ainsi, encore une fois, la combinaison quelconque des modificateurs de l'économie qui produit le cholera nous est inconnue. Nous entrevoyons probablement les élémens de cette combinaison, la combinaison elle-même nous échappe. Le médecin ne peut donc donner que des principes généraux, très-vagues, très-incertains, il ne peut avoir ni communiquer aucune sécurité. Mais, dira-t-on, cette combinaison-là, nous avons un moyen tout simple, tout naturel, de la détruire, c'est le chlore et ses diverses combinaisons volatiles. J'avoue franchement que j'ai peu de confiance dans ce moyen chimique et voici mes raisons. D'abord, je ne connais aucune épidémie dont la marche ait été arrêtée par ce moyen ; il faudrait ensuite admettre que l'agent contagieux réside presque exclusivement dans l'air, et alors même les plus simples notions de chimie vous conduisent à reconnaître que la pensée du chlore comme moyen préservatif est presque une absurdité. Le principe contagieux, s'il existe, doit être intimement mêlé à l'air, il doit être éminemment subtil, puisque les chimistes les plus habiles n'y ont rien pu voir, vous me dites qu'il est de nature organique, mais vous me le dites sans preuves. Or, un principe de cette nature ne peut être enlevé, en supposant que le chlore l'enlève, que par le mélange bien exact de l'air et de cet agent chimique : qui fera cet exact mélange ? Qui le fera pour toute la durée d'une épidémie ? dans quels flacons allez-vous me préparer l'air désinfecté dont jai besoin pendant six mois ? dans quels flacons mettrez-vous mes habits ? mes alimens ? et tous les objets que je dois recevoir du dehors ? rappelez-vous, de grâce, combien les chimistes, dans l'analyse de l'air, ont de peine à en séparer totalement le gaz acide carbonique malgré le choix de l'appareil et de sa base si propre à produire l'effet cherché. Je conclus donc, relativement au chlore : 1° qu'il ne m'est pas démontré que le cholera-morbus soit contagieux ; 2° qu'en supposant qu'il le soit, il n'est pas démontré que cette transmission ait lieu par l'air ; 3° qu'il n'est pas démontré que la contagion soit de nature organique ; 4° enfin, qu'en admettant, comme démontrées, toutes les suppositions qui précèdent, la connaissance des lois des combinaisons chimiques indique qu'il est impossible d'arriver à une purification complète de l'air par ce moyen que je ne repousse cependant pas, mais qu'il faut enfin réduire à sa juste valeur, et qui devrait être proscrit, si la confiance exagérée qu'il inspirerait devait empêcher, ou faire négliger d'autres ressources plus importantes. Je pourrais ajouter qu'employé par des moyens inhabiles pendant toute la durée d'une épidémie, il pourra peut-être produire lui-même des effets nuisibles sur l'économie.

§ IX. — Second principe de thérapeutique médicale. Traiter une affection d'après sa nature connue ou supposée.

Trois classes, bien spéciales, de maladies ont chacune une médication spéciale, médication qui échoue quelquefois, mais qui, le plus souvent, aussi, produit les effets les plus salutaires. La première, les inflammations franches, se traite par les saignées ; la seconde, les affections intermittentes, se traite par le kina, et la troisième, les affections nerveuses, se traite par les anti-spasmodiques. C'est à ces trois classes principales auxquelles beaucoup de divisions et sous-divisions doivent être ajoutées, que les médecins cherchent en général à rattacher les maladies nouvelles qu'ils observent, afin de pouvoir trouver un remède. Quand une maladie ne peut être ramenée à une de ces classes ou à d'autres classes plus ou moins nombreuses, que la nosographie crée ou modifie chaque jour, alors on dit qu'elle est *sui-generis*, ce qui signifie qu'on ne la connaît pas; et c'est alors qu'on se donne le plus libre cours pour inventer des remèdes, créer des analogies, que le même jour voit naître et tomber, sans que pour cela l'esprit humain se fatigue, avide qu'il est de connaître la vérité. Telle est le sort actuel du cholera-morbus; pour les uns, c'est une inflammation gastro-intestinale des plus violentes; mais la saignée ne soulage pas, et la maladie marche plus vite sous son influence; pour les autres, c'est une affection purement nerveuse, et l'opium et les anti-spasmodiques sont prodigués. Ceux-là paraissent être plus près de la vérité, car, en définitive, on en revient toujours à ce moyen ; pour d'autres, c'est une affection intermittente et pernicieuse des plus graves, et voilà le sulfate de kinine proposé. Pour d'autres encore, c'est une affection purement catarrhale qu'on traite par le calomel; mais ce moyen administré pendant la maladie, compte peu de succès avoués. Je ne parlerai pas de beaucoup d'autres moyens, tels que le phosphore, déjà employé, et que M. Foy a remis en usage à Varsovie, mais sans succès; de la noix vomique, du marteau nouvellement conseillé par M. Mayer. Je noterai seulement qu'après l'opium et les anti-spasmodiques, le moyen qui semble avoir le plus soulagé, est l'application sur toute la peau de corps chauds et humides de vapeurs d'eau, tels que des couvertures de laine trempées dans l'eau très-chaude, le foin mouillé dans le même liquide, moyens qu'on pourra peut-être remplacer par des bains de vapeur, ce qui n'empêche pas que plusieurs médecins à Varsovie ne pensent encore que le véritable cholera est incurable; d'où il suivrait que tous les malades qui ont guéri n'auraient eu qu'une partie incomplète de cette cruelle affection.

En résumé, les antiphlogistiques, les antispamodiques, l'opium, le calomel, les excitans, etc, et une foule d'autres remèdes ont été employés pour guérir le cholera-morbus. Les succès de ces moyens ont été si peu efficaces, que le cholera est toujours le plus terrible fléau qui ait menacé la santé publique. On propose maintenant le sulfate de kinine et quelques autres moyens dont l'expérience aura bientôt proclamé l'efficacité ou dont elle fera justice : attendons.

§ X. — *Troisième principe de thérapeutique médicale.*

HOMOEPATHIE.

J'ai promis d'être clair, et voulant tenir parole, dans les pages qui vont suivre, aux personnes étrangères à la médecine, je demande aux médecins leur indulgence pour la forme. la brièveté de mes preuves. Personne, je l'espère, ne pourra se méprendre sur le fond de ma pensée. J'ajouterai qu'en me servant de l'expression homœpathie créée par Hanemann, je n'admets pas les infiniment petits de l'auteur. Je crois avec les anciens et les modernes qui ont entrevu l'homœpathie, sans lui donner de nom, que cette science est une des bases solides de la médecine ;. mais je ne puis admettre qu'un dix-millième de grain d'étain produise sur l'économie une impression si profonde, qu'il faille attendre huit jours pour en donner une seconde dose semblable.

Je dirai encore qu'il y a deux sortes d'homœpathie bien

distinctes; l'une, produite avant l'invasion du mal, en préserve; l'autre, pendant la durée du mal, en guérit; cette dernière ne me paraît pas aussi bien étudiée que l'autre, mais ce n'est pas ici le lieu d'entrer dans de plus grands détails à cet égard.

Lorsque Hippocrate disait : On guérit le vomissement en faisant vomir, Hippocrate faisait de l'homœpathie ; lorsqu'il disait encore : poussez les matières à évacuer dans la direction qu'elles affectent et par des issues convenables , il faisait de l'homœpathie. Lorqu'on vaccine un enfant, ou qu'on l'inocule ; lorsque l'on administre l'extrait de belladone dans les épidémies de scarlatine, le kina dans les fièvres intermittentes, le mercure dans la syphilis , on fait de l'homœpathie ; on en fait encore, lorsque l'on administre bon nombre d'antispasmodiques dans les affections nerveuses. Lorsque M. Dupuytren applique un vésicatoire au centre d'un érysipèle, il fait de l'homœpathie. Lorque les Italiens emploient les purgatifs drastiques contre la dyssenterie, si commune et si violente dans certaines contrées de ce royaume, ils font de l'homœpathie. Je sais que leur manière de voir et d'interpréter les faits n'est pas la mienne, mais l'observation n'en subsiste pas moins. Lorsque je me suis brûlé et que, pour guérir la douleur et prévenir la formation d'un vésicule, je me brûle une seconde fois à un degré aussi fort que le premier, je fais de l'homœpathie. Enfin , le peuple fait de l'homœpathie lorsqu'il réclame l'emploi d'un vomitif pour se débarrasser de nausées, accompagnées d'embarras à l'estomac, de bouche pâteuse, amère, etc. ; ou bien encore, lorsqu'il emploie un purgatif pour se guérir d'une diarrhée accompagnée de perte d'appétit, etc. Dans tous ces cas, les gens du peuple réussissent ordinairement, et, pour ma part, je ne balance jamais dans ma pratique à agir comme le peuple. Est-ce l'instinct ou l'habitude qui le conduit à cette pratique? est-ce l'influence de ces vieilles doctrines humorales tant décriées ? sont-ce les aphorismes d'Hippocrate précédemment cités ? Il importe peu de résoudre ces questions, le fait seul est important à noter.

L'homœpathie consiste à guérir les maladies, et surtout à les prévenir, en développant une affection analogue à celle dont on veut guérir ou préserver.

Maintenant, qu'il me soit permis de faire observer que toutes les médications que nous venons d'énumérer, et dont j'aurais pu multiplier les citations, sont des médications spé-cifiques, que ce sont presque les seules que nous puissions offrir aux incrédules, pour leur prouver la puissance de l'art médical ; or, encore une fois, toutes ces médications produisent des effets parfaitement analogues à la maladie, c'est-à-dire, au moyen conservateur employé par la nature pour rétablir l'équilibre dans nos fonctions.

La double question de savoir si nos maladies sont des efforts conservateurs de notre organisation, d'une part ; et de l'autre, si c'est en nous efforçant d'imiter la nature que nous arriverons le plus sûrement, le plus promptement à la guérison de nos maladies ; cette double question, dis-je, demande des développemens infinis : ici, comme dans toutes les questions complexes, l'analogie sur laquelle se fonde le raisonnement, est quelquefois difficile à saisir, et surtout à mettre en évidence.

Ce serait remonter au déluge que de vouloir, à l'occasion d'une simple note, traiter une question qui embrasse toute la philosophie médicale.

Toutefois, je ne crains pas d'avouer publiquement que c'est une vérité démontrée pour moi dans la grande majo-rité des cas, et que j'espère être assez heureux un jour pour prouver que la pathologie et la thérapeutique n'ont et ne peuvent avoir d'autres fondemens.

J'ai aussi la conviction, et c'est le seul motif qui m'a fait prendre la plume, que si quelque moyen peut prévenir le cholera-morbus, c'est celui qui développera des effets semblables à lui-même, que ce sera en un mot un vomi-purgatif; ma conviction, qui au reste peut être une erreur, est à cet égard si profonde, que je ne balancerais pas, si la maladie arrivait demain à Paris, à m'en administrer un, ainsi qu'à ma famille et aux personnes qui me sont le plus chères, et, me fondant sur l'analogie, je croirai agir avec autant de sagesse que celui qui vaccine au moment d'une épidémie de petite vérole, que celui qui saigne dans une apoplexie imminente, etc., etc.

Les médecins admettent sans difficulté une telle disposition de l'économie, où il y a nécessité de répandre du sang pour guérir ou prévenir une maladie, et pour rétablir l'harmonie des fonctions. Pourquoi n'admettrais-je pas, moi, avec autant de certitude un état de l'économie, tel dans certain cas, qu'il faille des sueurs, des selles, des vomissemens, des urines abondantes pour rétablir cette même harmonie, etc. Dites-le moi, médecin vraiment digne de ce nom, vraiment observateur, vraiment sans préjugés, avez-vous remarqué, en abandonnant la nature à elle-même, qu'une épistaxis, qu'un flux hémorroïdal, enfin, qu'une hémorragie quelconque fussent d'un effet curatif plus certain, dans des cas donnés, que dans d'autres cas donnés aussi, un flux de ventre, ou des urines, ou une sueur abondante. On a pris, depuis quelques temps, l'habitude de respecter si fort le tube intestinal et ce qu'il contient, que, bientôt, en vérité, on changera la destination émonctoire de cet admirable appareil.

§ XI. — Ce serait ici le cas de comparer le moyen préservatif que j'indique avec tous ceux qu'on a déjà proposés et qu'on propose chaque jour. Je ne le ferai cependant pas, par la raison d'abord, que le nombre immense de ces moyens est déjà une preuve de leur inefficacité ; ensuite, parce que je ne pourrais que développer l'idée fondamentale de cette note. Or, ces développemens sont inutiles pour les médecins, et plus inutiles encore pour les personnes du monde. Je vais seulement donner quelques indications sur l'emploi du vomi-purgatif.

§. XII. — *De l'époque à laquelle il faudra prendre le vomi-purgatif.*

Je pense que les populations doivent persévérer, sans craintes aucunes et sans nouvelles précautions (je veux parler des individus et non des gouvernemens) dans leurs habitudes de travail, de jouissance, etc., etc., jusqu'au moment où le cholera apparaîtra dans la ville ou la commune qu'ils habitent. Ne point avoir peur d'une épidémie est déjà un excellent moyen de s'en préserver. Lorsqu'une personne de la ville ou de la commune aura été atteinte, ou même d'une ville ou d'une commune limitrophe, on prendra le vomi-purgatif de la manière que j'indiquerai plus loin.

Je dois ajouter que, si cette maladie se montrait avec des prodromes ou signes précurseurs de quelque durée, il faudrait les attendre pour administrer le remède. Par-là on gagnerait de ne la donner qu'aux personnes évidemment destinées à avoir le cholera.

§ XIII. En supposant que ce moyen préserve, doit-on y revenir plusieurs fois pendant la durée de l'épidémie ?

Je pense que l'action d'un vomi-purgatif, même actif, ne peut guère se prolonger sur l'économie au-delà d'un mois et qu'il sera sage de le répéter au bout de ce temps. En supposant même que l'effet primitif subsistât après ce terme ; on pourrait encore y revenir, attendu qu'à cet intervalle la répétition du remède serait sans danger.

§ XIV. — Y a-t-il des tempéramens, des âges, des maladies qui excluent l'emploi de ce moyen ?

Les exemptions fondées sur les tempéramens seront très-peu nombreuses; celles des âges sont plus importantes. Il faudra noter avec soin la période de la vie qui sera le plus exposée au ravage de la maladie. Excepté dans quelques localités, les enfans en bas âge en ont été à peu près exempts jusqu'à ce jour. Les malades, surtout ceux atteints de maladies aiguës, devront, sans exception, s'abstenir de ce moyen, à moins que le médecin, qui devra être consulté dans tous les cas, ne soit d'un avis contraire.

§ XV. — De quel médicament devra-t-on faire usage?

Ce médicament doit réunir la double condition d'être peu dispendieux et d'un effet sûr ; il doit, en outre, être portatif, susceptible d'être conservé et facilement préparé. Je proposerai donc les recettes suivantes :

1° *Pour les adultes.*

> R. Eau-de-vie purgative, une once, ou deux cuillerées.
> Tartre stibié, trois grains.
> Eau, deux livres.
> Sucre, une once.

Mêlez exactement.

On administrera le matin à jeun, un verre de ce mélange d'heure en heure, jusqu'à ce qu'il y ait des vomissemens abondans et des garde-robes; pendant l'effet on pourra boire de l'eau tiède, ou du bouillon aux herbes léger. Si au troisième ou quatrième verre, etc., l'effet vomi-purgatif se manifestait d'une manière bien prononcée, on suspendrait l'emploi du remède pour ne prendre que de l'eau ou du bouillon aux herbes.

Si le remède n'agissait que par le vomissement, il faudrait, un ou deux jours après, prendre une once ou deux d'huile de ricin, selon la force du sujet. Si le contraire arrivait, c'est-à-dire, que si le médicament provoquait seulement des garde-robes, il faudrait, un ou deux jours après, et toujours le matin à jeun, prendre un demi-grain d'émétique par verre d'eau tiède, qu'on répètera d'heure en heure jusqu'à ce que le vomissement se manifeste. Après trois grains pris, il faudrait s'arrêter s'il ne survenait aucun vomissement.

2° Pour les femmes et pour les sujets de douze à dix-huit ans.

La dose d'eau-de-vie purgative sera réduite à une cuillerée, et le tartre stibié à deux grains.

3° Pour les enfans de six à douze ans.

La dose d'eau-de-vie purgative sera d'une demi-cuillerée, et celle du tartre stibié d'un grain. On pourra alors diminuer la dose de liquide, de six verres à trois.

Du reste, nous répétons que le médecin devra être appelé, autant que possible, pour formuler le vomi-purgatif et indiquer son emploi. Nous recommandons seulement au praticien de ne pas perdre de vue qu'il faut un remède actif, d'un effet sûr, et qu'on ne pourra compter sur un effet préservatif solide, qu'autant qu'on aura obtenu des vomissemens et des selles suffisamment abondans.

§ VX. — Telle est notre opinion sur le moyen de se préserver du cholera. En la mettant au jour, nous avons suivi la seule inspiration de notre conscience ; nous aurions pu la faire connaître plutôt, mais nous avons voulu attendre la nuit qui porte conseil, et connaître par la lecture des ouvrages que nous avons pu nous procurer, si cette puissante analogie qui nous a conduit à proposer le vomi-purgatif, ne se trouverait pas rompue, détruite par quelques observations positives ; loin de là, nous avons vu presque tous les médecins de l'Inde revenir aux purgatifs pendant la durée du mal, et surtout au calomel, nous les avons vu solliciter tour-à-tour les différens excréteurs pour chercher une crise à cette terrible maladie.

Nous pensons qu'ils auraient été plus heureux, s'ils avaient été plus hardis, et qu'ils eussent modifié l'économie à la manière dont elle se trouve modifiée par le cholera lui-même. N'est-il pas connu de tout temps qu'une maladie épidémique grave attaque bien rarement deux fois de suite la même personne. Hâtez-vous donc de la donner au degré où elle ne tue pas, pour éviter le degré où elle tue.

Que, surtout, les pusillanimes craintes d'un vomi-purgatif ne vous arrêtent pas ; il ne donnera pas plus souvent une gastro-entérite, qu'une sueur provoquée ne donnera une inflammation de la peau, qu'un gros de sel de nitre ne donnera une inflammation des reins. Sachez que l'auteur lui-même de la doctrine qui vous a rendu si timides, traite maintenant les pneumonies par le tartre stibié à haute dose. Imitez la philosophie de votre illustre patron, ou renoncez au titre de médecin dont vous n'êtes pas digne, puisque vous ne savez ni voir ni observer.

§ XVI. — Je termine cette note, si courte, et que j'aurais pu faire si longue, en recommandant, avec M. Double, auteur du rapport fait récemment à l'Académie de médecine, tous les soins hygiéniques compatibles avec la fortune et la position des individus. Que la propreté, que des habitudes régulières, qu'une alimentation simple et variée, que des vêtemens suffisans, que le repos moral soient à l'ordre du jour de toutes les familles qui voudront mettre, en leur faveur, le plus de chances possibles; qu'elles éloignent surtout toute espèce de terreur; qu'un travail soutenu distraie les imaginations, des malheurs qui pourront peser sur tant de victimes; enfin, qu'elles cherchent, loin des cités populeuses, un isolement, sinon complet, au moins relatif, et elles auront mis, je le répète, le plus de chances possibles en leur faveur, pour se préserver d'un fléau sans exemple dans les annales du monde.

Je recommanderai encore aux personnes qui auront le temps et les moyens de se soigner, d'exciter tous les matins, avant de sortir du lit, une sueur légère et générale, par l'usage d'une boisson chaude et aqueuse; après cette sueur, qui, je le répète, doit être courte et légère, la peau sera séchée avec une flanelle et on se livrera aux occupations habituelles.